LIGUE ÉGYPTIENNE CONTRE LA TUBERCULOSE SOUS LE HAUT PATRONAGE
DE SON ALTESSE LE KHÉDIVE

LE CONGRÈS INTERNATIONAL

DE

LA TUBERCULOSE

(Paris, 1905)

NOTES ET IMPRESSIONS

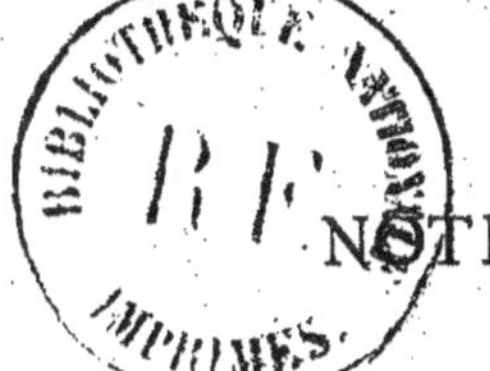

PAR LES DOCTEURS

Hermann LEGRAND et **A. VALASSOPOULO**

Médecin sanitaire de France
en Orient,
Chirurgien de l'Hôpital Européen

Médecin en chef
de l'Hôpital Hellénique
d'Alexandrie

Délégués de la Ligue Egyptienne

PARIS

G. STEINHEIL, ÉDITEUR

2, RUE CASIMIR-DELAVIGNE, 2

—

1905

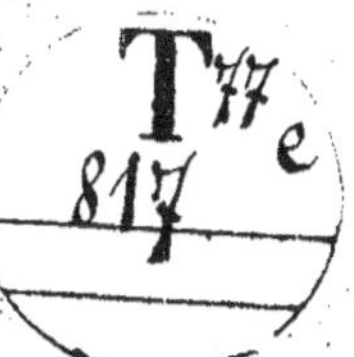

LE CONGRÈS INTERNATIONAL

DE

LA TUBERCULOSE

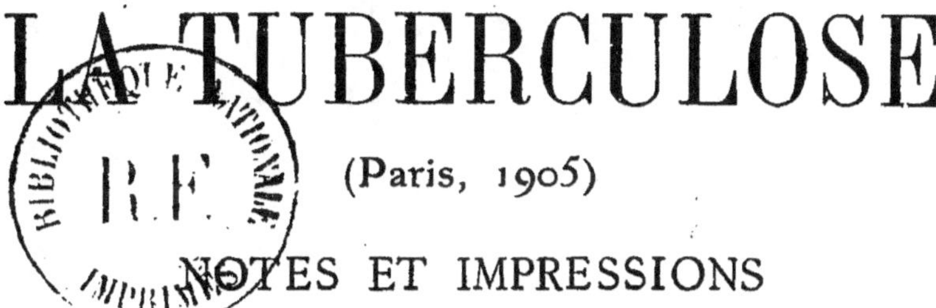

(Paris, 1905)

NOTES ET IMPRESSIONS

PAR LES DOCTEURS

Hermann LEGRAND et A. VALASSOPOULO

Médecin sanitaire de France
en Orient,
Chirurgien de l'Hôpital Européen

Médecin en chef
de l'Hôpital Hellénique
d'Alexandrie

Délégués de la Ligue Egyptienne

PARIS

G. STEINHEIL, ÉDITEUR

2, RUE CASIMIR-DELAVIGNE, 2

1905

LE CONGRÈS INTERNATIONAL

DE

LA TUBERCULOSE

(Paris, 1905)

NOTES ET IMPRESSIONS

1º Généralités.

Nous croyons de notre devoir, ayant eu le grand honneur d'être délégués au Congrès international de la tuberculose (Paris, 2-7 oct. 1905) par la Ligue égyptienne contre la tuberculose et par l'Ordre des médecins d'Alexandrie, de résumer dans un rapport succinct les travaux du Congrès, surtout en ce qui concerne les questions figurant au programme de notre Ligue et qui peuvent intéresser les membres de notre Ordre.

L'impression générale qui se dégage de l'ensemble des travaux du Congrès est favorable, et l'on peut être vraiment satisfait de voir s'accentuer de jour en jour le grand mouvement scientifique et social contre le fléau qui dévaste l'humanité.

Cette lutte mondiale a déjà produit ses effets, car la mortalité par tuberculose a diminué sensiblement, comme le démontrent les statistiques présentées au Congrès, dans tous les pays où l'on a mis en usage les moyens proposés ces dernières années.

Ces résultats sont dus aux mesures prophylactiques (hygiène individuelle et urbaine, diffusion des notions utiles pour éviter la contagion, etc.), et aux moyens curatifs (encore l'hygiène individuelle, séjour dans les sanatoriums, etc., etc.).

Le Congrès n'a pas négligé certes les questions qui envisagent la tuberculose au point de vue strictement médical : biologie du bacille, diagnostic de la maladie par les diverses méthodes que le laboratoire met actuellement à la disposition du praticien (radiographie, sérodiagnostic, etc., le traitement par divers sérums, médicaments, médications marines, cure d'altitude, etc.) ; en réalité, *il s'est occupé tout spécialement des questions qui se rattachent directement à la prophylaxie individuelle et sociale contre la tuberculose.*

Les personnes étrangères à la médecine qui ont assisté aux séances, et il y en a eu certainement beaucoup, ont dû quitter le Grand Palais pleines d'espoir et de confiance dans la découverte prochaine ou même acquise du *Remède* souverain, spécifique de la tuberculose.

En effet, plusieurs communications ont été faites sur divers sérums possédant des propriétés infaillibles, presque miraculeuses ; les inventeurs ont produit à l'appui de leur dire des statistiques appuyées par un pourcentage d'améliorations et même de guérisons, considérable.

Malheureusement l'expérience nous a appris à nous méfier de ces sérums, de ces remèdes prétendus infaillibles contre la tuberculose.

Plusieurs orateurs ont présenté des statistiques favorables avec la tuberculine de Koch, le sérum de Marmoreck, de Maragliano, etc., etc.

2° La communication du professeur Behring.

De toutes ces communications nous ne retiendrons que celle du professeur Behring. Dans la dernière séance du Congrès, au sein d'une atmosphère toute vibrante d'émotion et d'ardente curiosité, Behring, environné de l'auréole que lui ont value ses travaux sur la diphtérie, a proclamé avoir découvert un principe curatif de la tuberculose, par l'imprégnation des cellules vivantes de l'organisme au moyen d'une substance extraite du bacille lui-même.

« Cette nouvelle méthode est, dit-il, appelée à protéger les hommes menacés par la phtisie, contre les conséquences nocives de l'infection tuberculeuse.

« La partie thérapeutique de mon livre qui devait paraître l'année prochaine, ne verra le jour que lorsque l'efficacité thérapeutique et l'innocuité de mon nouveau remède auront été démontrées par des cliniciens autrement versés que moi dans la connaissance des variétés individuelles de la phtisie pulmonaire, et de son pronostic.

« Combien de temps s'écoulera encore pour que la découverte et l'utilisation de mon nouveau remède contre la tuberculose reçoivent la consécration publique qui lui donnera la constatation de sa valeur pratique ? je l'ignore. »

Le passé du professeur Behring est certes une grande garantie pour l'avenir. Espérons que ces prévisions optimistes se réaliseront dans un avenir prochain pour le plus grand bien de l'humanité.

En attendant la divulgation du spécifique de Behring, étudions de plus près les travaux du Congrès et tâchons d'en tirer le plus de profit possible pour la prophylaxie de la Tuberculose.

3° **Préservation de l'enfance**.

« Pour sauver une société menacée par la tuberculose, *maladie contagieuse*, le mieux est de préserver la graine, a dit le professeur Grancher. » La graine, c'est l'enfant, qu'on doit s'efforcer de soustraire, de la contagion familiale, scolaire, etc.

Nous commencerons donc par l'analyse des travaux qui ont trait à la préservation de l'enfance contre la tuberculose.

L'enfant est exposé à la contagion familiale, c'est-à-dire par ses propres parents, ses frères, ses sœurs, dans la maison même qu'il habite. Les investigations cliniques montrent que la plupart des enfants sont contagionnés par leurs proches.

Dans les familles aisées. on peut opérer une prophylaxie relative en faisant l'éducation des parents qui ont des moyens, pour éviter la contagion ; ne pas cracher par terre, désinfecter les crachats, ne pas cohabiter dans la même chambre, surveiller avec le plus grand soin les ustensiles de table, etc., etc.

Mais dans les ménages pauvres, il est presque impossible d'appliquer quelques-unes de ces règles élémentaires de prophylaxie.

C'est pour remédier à ces inconvénients que le professeur Grancher a fondé depuis 1903 l'*OEuvre de la préservation de l'enfance contre la tuberculose*.

Cette œuvre a pour but de soustraire les enfants *encore sains* aux milieux familiaux dans lesquels ils sont exposés à la contagion de la tuberculose, au contact de parents tuberculeux, par leur placement à la campagne, soit dans des familles, soit dans des maisons de santé établies par l'Association.

L'OEuvre n'admet que des enfants sains qu'elle place dans des familles saines.

Nous verrons dans nos conclusions quel profit nous pourrons tirer de cette création pour notre Ligue.

L'enfant est exposé aussi à la maison à d'autres dangers de contagion, surtout par le lait et les autres produits provenant de vaches tuberculeuses.

La question de l'identité des tuberculoses bovine et humaine a été de nouveau discutée dans ce Congrès ; tout le monde a été d'accord pour proclamer l'*unicité*.

M. Arloing, rapporteur français, M. Rowenel, rapporteur américain, ainsi que M. Kossel, de Giessen, rapporteur allemand, ont soutenu dans leur exposé que la tuberculose peut être produite chez l'homme par le bacille tuberculeux bovin, et cela par l'intermédiaire d'aliments provenant d'animaux tuberculeux, et surtout par le lait de vaches atteintes de tuberculose mammaire.

Il est juste de dire que tous ont été unanimes pour reconnaître que la tuberculose de l'homme provient en première ligne de la contagion par le bacille tuberculeux du type humain, transmis d'homme à homme.

Le rôle joué par l'infection tuberculeuse de source animale dans la diffusion de la tuberculose humaine est minime en comparaison du danger que cause l'homme phtisique.

Mais comme nous sommes encore dans l'impossibilité de déterminer exactement les circonstances dans lesquelles la tuberculose bovine peut être transmise à l'homme, il serait contraire, disent les rapporteurs, à toute sagesse, de laisser se relâcher les lois formulées ou les précautions prises contre la tuberculose bovine.

Et dans cet ordre d'idées, von Behring va plus loin en émettant l'opinion que la tuberculose de l'adulte ne se contracte pas par les voies respiratoires, mais qu'elle résulte presque toujours d'une infection intestinale survenue pendant le jeune âge et qui évolue tardivement à l'âge adulte.

Cette question de l'origine intestinale de la tuberculose pulmonaire a été traitée devant le Congrès par M. Calmette, de l'Institut Pasteur de Lille, qui est resté persuadé à la suite d'un grand nombre d'expériences, que la tuberculose pulmonaire *non inoculée* dérive toujours d'une tuberculose intestinale primitive, laquelle, chez l'adulte, peut ne laisser aucune trace dans les ganglions mésentériques ou dans les viscères abdominaux.

Ces nouvelles notions sur la porte d'entrée de la tuberculose dans le corps humain montrent que le rôle de l'inhalation des poussières dans la propagation de cette maladie a été vraisemblablement fort exagéré, et que ces poussières, selon Calmette, sont infectantes, non parce qu'on les respire, mais parce qu'on les avale.

M. Letulle, le savant secrétaire du Congrès, qui a fait dans sa carrière médicale, de la Tuberculose une spécialité, dans un travail sur l'histogénèse des lésions tuberculeuses du poumon humain arrive aux mêmes conclusions. Parlant des lésions tuberculeuses dans les pneumonies caséeuses : « Il me semble difficile, dit-il, d'imposer une pathogénie purement respiratoire à de tels désastres, sans faire appel en outre à la participation effective, peut-être même prédominante du torrent circulatoire. Le sang de l'artère pulmonaire n'apporte-t-il pas au poumon la vie normale, et trop souvent aussi la vie pathologique ? »

Un nouveau facteur de contagion familiale a été ajouté dans ce Congrès. On croyait autrefois que la *Tuberculose canine* était très rare. Voici pourtant le professeur G. Petit, d'Alfort, qui par des pièces exposées au Musée du Congrès, prouve tout à fait le contraire.

La communication aussi bien que l'exposition de M. G. Petit, dit le professeur Landouzy, proclament d'une part la tuberculose canine plus souvent ouverte qu'on ne le pensait, et nous enseignent que l'hygiène publique et l'hygiène familiale doivent avoir grand souci de cette contamination domestique.

En dehors de la maison, l'enfant est exposé à la contagion à l'école ; il est naturel que le Congrès se soit occupé de la *préservation scolaire contre la tuberculose.*

La contagion à l'école peut venir des maîtres, a dit M. Méry, dans son rapport sur cette question. La présence de maîtres présentant des lésions ouvertes et contagieuses est certainement la cause la plus fréquente.

La contagion peut venir aussi des élèves, mais ce mode de transmission paraît plus rare, ou parce que les enfants ne savent pas cracher, ou parce que leurs lésions sont fermées ou latentes, et non contagieuses.

Chaque forme réclamera donc des mesures différentes ; à la tuberculose ouverte s'adresseront des mesures de préservation collective, de prophylaxie : (désinfection, éviction des contagieux), etc.

Ces mesures sont au contraire complètement inutiles pour les tuberculoses latentes qui ne sont pas contagieuses. Dans ces cas il faut faire de la défense et de la préservation *individuelles.*

C'est au professeur Grancher que revient l'honneur d'avoir montré quelle était l'importance de cette seconde partie de la lutte antituberculeuse à l'école, de cette *préservation individuelle* des enfants atteints de tuberculose latente.

La première condition pour l'exercer efficacement, c'est d'arriver à dépister *par un diagnostic précoce et précis*, ces formes latente de la tuberculose scolaire. La recherche méthodique des lésions tuberculeuses devra donc s'exercer sur tous ceux qui à un titre quelconque ont accès à l'école : maîtres, employés, élèves.

Divers travaux ont été présentés au Congrès sur le *diagnostic précoce de la tuberculose.* Nous allons en faire une analyse succincte, car nous attribuons à cette question un intérêt capital pour la lutte antituberculeuse.

Parmi les signes de probabilité, selon le rapport de M. Achard, se placent *l'instabilité de la température, la fièvre provoquée* qu'on observe chez les tuberculeux à la suite d'alternatives de fatigues et de repos.

La *diazo-réaction d'Ehrlich* et surtout *l'albuminurie prétuberculeuse cyclique* et *accompagnée de phosphaturie*, prennent quelquefois la signification d'un symptôme révélateur.

Le *chimisme respiratoire* a été étudié dernièrement par MM. Robin et Binet. Cependant, dans l'idée de ces rapporteurs il est prématuré de demander à ce procédé un moyen pratique pour le diagnostic de la tuberculose, la technique exigeant des précautions spéciales et délicates.

Au contraire, la *radioscopie* et la *radiographie* sont un autre moyen d'exploration des poumons que l'on doit utiliser actuellement dans les cas douteux pour dépister la maladie de bonne heure.

Le *cytodiagnostic* ou l'*examen histologique de sérosités*, offre souvent un réel intérêt dans la question qui nous occupe.

Les *signes de certitude* sont fournis par la constatation de bacilles de Koch dans les diverses humeurs. Une foule de communications ont été faites sur la *morphologie* et la *biologie de ce bacille et des bacilles acido-résistants*.

Ceux qui s'occupent spécialement de ces questions trouveront un réel intérêt à lire les communications traitant de ces questions. Le procédé de l'inoscopie, la culture et l'inoculation, l'épreuve de la tuberculine et l'agglomération du bacille de Koch ont fait le sujet d'études très intéressantes qu'on pourrait utiliser pour le diagnostic précoce de la tuberculose.

Au terme de cette longue revue, a dit le rapporteur, nous devons reconnaître que les nombreuses méthodes nouvellement imaginées pour le diagnostic de la tuberculose témoignent avec éclat des efforts et de l'ingéniosité des chercheurs. Mais la plupart sont d'une exécution trop délicate et comportent trop de difficultés d'interprétation pour devenir dès aujourd'hui d'un emploi courant dans la pratique. Gardons-nous pourtant de les rejeter ; elles peuvent être fort utiles dans des cas spéciaux ; mais n'oublions pas que des procédés plus anciens restent la base du diagnostic précoce.

Parmi ces procédés anciens, l'*auscultation*, en ce qui concerne la tuberculose pulmonaire, reste à la tête des moyens dont nous disposons, et le professeur Grancher enseigne depuis longtemps que l'*asymétrie de l'inspiration* est le signe le plus propre à dévoiler par son siège aux sommets et sa permanence, *la phase dite de la germination* des tubercules ; c'est-à-dire la lésion vraiment jeune.

Les élèves de Grancher ont décrit par le détail son procédé pour le diagnostic précoce de la tuberculose ; on le trouve exposé tout au long dans les comptes rendus du Congrès.

Revenons aux Ecoles ; il serait trop long d'exposer ici toutes les mesures qu'on a proposées pour y éviter la contagion et pour augmenter la résistance de ceux qui paraissent prédisposés, ou sont déjà porteurs de tuberculose.

D'ailleurs, tout hygiéniste et tout médecin, qui a suivi au cours de ces dernières années la littérature antituberculeuse, doit être au courant de ces mesures générales ou spéciales qui au fond ne présentent rien d'absolument particulier.

Nous dirons seulement un mot d'une proposition qui commence à être discutée dans les milieux pédagogiques. Il ne s'agit de rien moins que de consacrer dans les Ecoles *toute l'après-midi* aux exercices corporels en plein air.

Ce projet qui est très séduisant pour l'hygiéniste, trouvera peu d'écho, pensons-nous à l'Ecole, où les programmes sont bourrés et où la journée n'est pas même suffisante pour leur épuisement complet. En tous cas, un courant se dessine dans ce sens.

Une autre proposition du professeur Landouzy nous paraît digne de nous arrêter un instant.

On doit séparer dans chaque jardin public et dans chaque parc un endroit où ne seraient admis que les enfants pour s'y livrer à leurs jeux. Nous soumettons cette idée à notre Municipalité, maintenant que la création de parcs à Alexandrie est à l'étude.

Et comme la discussion continue sur les jardins publics et les parcs, nous ne pouvons passer sous silence le vœu de MM. Landouzy, Letulle et Füster, visant : la conservation obligatoire, l'entretien et l'utilisation *d'espaces libres dans les agglomérations urbaines*. Ces espaces libres au milieu des quartiers encombrés sont *les poumons qui leur permettront de respirer librement*.

4° **La tuberculose et l'habitation.**

Une des innovations exposées, et non des moins intéressantes, a été la constitution des *Casiers sanitaires* de la Ville de Paris.

Sur les plans de la ville, on marque par des points noirs les endroits où des cas de mort par tuberculose se sont produits dans les dix dernières années. On voit alors d'une façon presque mathématique que ces cas se succèdent toujours aux mêmes endroits ; et il est curieux de constater que ces points noirs ne sont presque jamais uniques au même endroit.

A la suite de cette observation, il a été facile de se rendre compte que les endroits pointés en noir sont privés de lumière et d'une ventilation suffisante. Cette constatation a dicté au Congrès dans un ordre du jour de la 4ᵉ Section la conclusion suivante prise à l'unanimité :

« *Le logement salubre domine toute la prophylaxie de la tuberculose.* »

Au point de vue pratique on a émis des vœux pour que les pouvoirs publics ne permettent pas dans l'avenir pour les nouvelles constructions la reproduction de ces conditions déplorables et antihygiéniques.

Avant de se séparer les membres de la Section ont acclamé le vœu suivant signé par MM. Casimir Perier, Léon Bourgeois, Landouzy, Paul Strauss : « *Etant donné les résultats considérables obtenus en certains pays par leur législation protectrice de la Santé publique, le Congrès international de la Tuberculose de Paris émet le vœu : Que la Loi donne à l'autorité publique le droit d'exproprier tous les immeubles dangereux pour la santé des habitants, en tenant compte dans l'évaluation de l'indemnité de la valeur sanitaire de l'immeuble.* »

Nous considérons la constitution de Casiers sanitaires pour les maisons de la ville d'Alexandrie et du Caire par les autorités sanitaires, comme une mesure non seulement bonne, mais *urgente*, ainsi que la réalisation du vœu sus-mentionné par une Législation appropriée, vu l'état lamentable dans lequel se trouve une grande quantité de maisons dans lesquelles l'air, la lumière et le soleil n'entrent jamais.

« *Le logement obscur est un des agents les plus actifs de l'étiologie de la tuberculose.* »

Les renseignements centralisés au Bureau des Casiers sanitaires des maisons de Paris ont démontré les points suivants :

1° *A Paris, la mortalité tuberculeuse est sensiblement proportionnelle à la hauteur des maisons.*

2° *Les étages inférieurs sont plus durement frappés par la tuberculose que les étages supérieurs.*

3° *La tuberculose est fortement localisée à Paris ; il existe des maisons et des groupes de maisons qui constituent des foyers intenses ; la tuberculose revient sans cesse dans ces maisons funèbres ; elle y existe à peu près à demeure.*

La réalisation du vœu formé par MM. Casimir Perier et Landouzy serait le meilleur remède à cet état de choses. En attendant, une désinfection sérieuse s'impose dans ces *maisons maudites*.

D'un autre côté, on a constaté que la tuberculose ne pousse pas dans le jardin ouvrier. D'où, le très grand intérêt à donner un petit jardin à tout ouvrier à proximité des grandes villes.

Maisons ouvrières à bon marché en dehors des villes, bien ensoleillées et bien aérées, au milieu d'un petit jardin : voilà l'idéal.

5° **Rôle des Dispensaires et des Sanatoriums dans la lutte antituberculeuse.**

Une grande discussion s'est engagée à propos de cette question pour laquelle trois longs rapports ont été communiqués au Congrès.

Après discussion, la 4e Section a voté à l'unanimité l'ordre du jour suivant présenté par M. Fraenkel, délégué allemand et qui résume toute la pensée des congressistes :

1° *On peut discuter le degré d'utilité ou de nécessité des dispensaires et des sanatoriums suivant les institutions, les mœurs et les ressources de chaque pays, mais le principe doit être reconnu.*

2° *Il est bien entendu qu'ils constituent un moyen de lutte qui ne peut rien avoir d'exclusif ni de prédominant.*

Les dispensaires ouverts à tous ont pour objectif essentiel la prophylaxie, l'éducation hygiénique, en même temps l'assistance.

Ils peuvent être de plus un précieux élément d'information.

Les sanatoriums sont des établissements hospitaliers réservés aux tuberculeux pulmonaires susceptibles de guérison ou d'amélioration durable.

Ils sont également des éléments de prophylaxie et d'éducation populaires. Le problème de l'habitation salubre dominera toujours la prophylaxie de la tuberculose.

3° *Il importe que des vues d'ensemble président autant que possible au fonctionnement de ces établissements. Tout en gardant leur autonomie et leur liberté, ils ne peuvent que gagner à être reliés entre eux, et à être mis en relation avec les institutions concomitantes d'hygiène et de prévoyance (laboratoires et instituts bactériologiques, administrations hospitalières ou de bienfaisance, mutualités, caisses d'assurances, services de santé, œuvres antialcooliques, etc.).*

Nous sommes d'avis de multiplier nos dispensaires à Alexandrie. de les mettre en relation avec les hôpitaux de la ville et les Institutions de bienfaisance.

Dans le cas où dans une famille de tuberculeux il y a des enfants susceptibles de prendre la maladie, le dispensaire tout en s'occupant du malade, doit travailler à éloigner les enfants de la maison, en les casant en ville, ou en les envoyant aux villages, ou bien en dehors de l'Egypte dans leurs pays respectifs. C'est la règle que s'est imposée l'Œuvre de l'Assistance de l'enfance.

Mais pour ce faire, il faut la coopération d'une autre institution que la Ligue contre la tuberculose.

Le dispensaire doit s'efforcer d'éviter l'assistance à domicile, car il a été reconnu en Angleterre que la substitution aux recours domiciliaires, de secours *institutionneds* (hospitaliers), a été une des causes les plus importantes de la réduction de la mortalité par tuberculose.

Le dispensaire doit donc être surtout un moyen d'éducation populaire et d'information en vue de la prophylaxie, et ne traiter que les tuberculeux qui peuvent impunément vaquer à leurs affaires.

Quant aux autres, il faut les diriger dans des hôpitaux de la ville qui *doivent enfin séparer les tuberculeux dans des quartiers spéciaux*, ainsi qu'il a été proposé au Congrès.

Mais nous irons plus loin :

L'idéal que doit viser notre Ligue, c'est *la construction d'un hospice spécial, d'un Asile*, avec l'aide du gouvernement, vers lequel seraient dirigés tous les tuberculeux, quitte à les évacuer dans un sanatorium ou à les rapatrier lorsqu'ils iront mieux. Quant aux cas trop avancés, on les y laisserait finir leurs jours en paix.

Quelques-uns ont discuté l'utilité des sanatoriums en général ; mais tout le monde a été d'accord pour proclamer l'efficacité des sanatoriums maritimes pour enfants.

Un des rapporteurs, le professeur d'Espine, de Genève, a présenté un rapport dont nous donnons ici les conclusions, acceptées par la 3e section du Congrès.

1º *L'air marin étant universellement reconnu comme le facteur principal de la thalassothérapie, il faut que les malades confinés aux sanatoriums soient exposés le plus possible à cette athmosphère salutaire. Comme conséquence pratique, il y a avantage à ce que le sanatorium soit bâti sur la plage même.*

S'il ne peut pas l'être, les malades doivent être transportés sur la plage pendant la journée ; les plus malades doivent être installés dans des galeries donnant sur la mer.

2º *La balnéation dans la mer est un adjuvant très important de la cure marine. C'est ce que prouvent pour nous les expériences faites depuis 22 ans à l'Asile Dolfus, où les premiers médecins de l'établissement ont démontré que l'on peut baigner sans crainte, toute l'année les enfants atteints de tuberculose osseuse suppurée on non suppurée, en enlevant pendant le bain les appareils inamovibles ou en les remplaçant par une simple attelle amovible. Même pour les formes pulmonaires de la scrofule et en particulier l'adénopathie bronchique, les bains de mer ont donné d'excellents résultats, en les surveillant de près.*

3° Il faut encourager les essais d'héliothérapie, pratiqués avec succès par Vidal à Hyères et par Revillet à Cannes. L'exposition au soleil des plaies et fistules tuberculeuses paraît hâter nettement leur cicatrisation.

Ces conclusions ont été appuyées fortement par un Américain, qui au moyen de projections nous a montré des résultats vraiment merveilleux de la cure marine contre la tuberculose en général.

Vos délégués ont donc l'honneur de vous proposer la construction de grands hangars au bord de la mer, du côté de l'Ibrabimieh, ou Ramleh, où les enfants malades de la ville pourraient passer leurs journées, et à la belle saison, se baigner.

Dans tous les cas nous vous soumettons cette idée qui nous paraît praticable à Alexandrie, et sans grands frais.

6° Section chirurgicale.

Dans cette Section, on a beaucoup parlé de la *tuberculose ilœo-cœcale*. Cette localisation de la tuberculose, surtout dans sa forme hypertrophique, appartient à la chirurgie. Une intervention hâtive, exclusion ou résection semble devoir donner d'excellents résultats.

Incidemment on a parlé aussi *d'appendicites tuberculeuses* ; cependant l'opinion des orateurs les plus autorisés a été que l'appendicite tuberculeuse *primitive* est très rare, et qu'au contraire on rencontre assez souvent l'appendice atteint secondairement par lésion tuberculeuse des organes avoisinants, péritoine, annexes chez la femme, etc.

Mais alors la maladie appendiculaire ne donne pas les signes spéciaux de l'appendicite que nous sommes habitués à voir dans les formes infectieuses communes.

La recherche du bacille dans les selles est assez aisée, paraît-il.

7° Musée pathologique et Exposition.

Dans le Grand Palais un Musée anatomo-pathologique et bactériologique, une Exposition sanitaire étaient annexés au Congrès.

On y avait à portée de l'œil et de la main tout ce qui a trait à la tuberculose, au point de vue de l'anatomie, de la bactériologie, de la désinfection, du mobilier des chambres de malades, des chambres d'hôtels, des ustensiles, crachoirs, etc.

M. Bineau, de l'Institut Pasteur, avait envoyé d'admirables cultures de tuberculose comprenant toutes les variétés de tuberculose humaine, bovine, aviaire et les bacilles paratuberculeux.

Ce qui frappait dans le Musée, c'était de voir admirablement préparées et présentées des pièces pathologiques (poumons, foies, reins, os, etc.) atteintes de tuberculose sous toutes les formes, appartenant à tous les âges, et à presque tout le règne animal. On y voyait même des organes de tigres et de lions, etc. atteints de tuberculose, provenant il est vrai de ménageries.

> Ils ne mouraient pas tous, mais tous étaient frappés...,

a dit le poète.

A l'exposition du mobilier, pour donner une impression forte et durable par la leçon de choses, on avait installé côte à côte des chambres aménagées à l'ancienne mode, mauvaise, antihygiénique, avec tentures, alcôves, rideaux, tapis, meubles suspects et compliqués ; et des chambres, modernes, style hygiénique, claires, lumineuses, avec un lit propre, un sommier simple, des meubles faciles à nettoyer, du linoléum par terre, des carpettes et des rideaux lavables à volonté.

8ᵉ La Tuberculose en Egypte et en général dans les pays chauds.

Au nom de la Ligue égyptienne, vos délégués ont fait en collaboration à la 4ᵉ Section une communication intitulée : « *Tuberculose et tuberculeux en Egypte. — La Ligue égyptienne contre la tuberculose.* »

Le texte *in extenso* a été l'objet d'un *tirage à part* qui sera distribué en même temps que ce *Compte-rendu* sommaire. Le but de notre communication a été de montrer les proportions inquiétantes que la tuberculose est en train de prendre en Egypte, d'affirmer l'existence et l'utilité de notre Ligue, d'exposer son organisation et ses premiers travaux, et aussi de réagir contre l'opinion des médecins d'Europe qui voient dans le climat de l'Egypte l'idéal pour une cure antituberculeuse dans tous les cas. Sommairement nous avons essayé de préciser les indications et les contre-indications du séjour en Egypte pour les tuberculeux.

Nous avons vu avec satisfaction, mais aussi avec tristesse, que nos constatations sur la population égyptienne sont absolument d'accord avec les résulats de l'observation d'autres médecins qui pratiquent dans l'Afrique du Nord, en Algérie, à Tunis, et en général dans les pays chauds (Gillot, Kermorgant, Brunswick-Le Bihan, Jeanselme, Crespin, etc.).

Gillot (d'Alger) montre qu'à l'époque de la conquête (1830), on nota que les Arabes d'Algérie n'avaient pas la tuberculose et l'on crut à une résistance spéciale que Boudin (1843) attribua à un certain antagonisme entre la tuberculose et le paludisme. Crespin (d'Alger), précisément dans ce Congrès, s'est encore élevé contre cette opinion diamétralement contraire à la vérité.

Depuis lors, continue Gillot, on a invoqué une bienfaisance particulière du climat algérien. Mais il a bien fallu se rendre à l'évidence et faire les navrantes constatations ci-dessous :

1° Depuis que les races européennes et indigènes sont en contact intime, la tuberculose a augmenté en Algérie d'une façon générale. Les décès par phtisie pulmonaire ont doublé à Alger en 40 ans. Elle a passé de 7 0/0 en 1860, à 11 0/0 en 1890.

2º L'émigration tuberculeuse européenne (surtout française, italienne, espagnole) a été considérable.

3º La participation à la mortalité tuberculeuse des différents éléments de la population se répartit, d'après une statistique hospitalière faite à l'hôpital d'Alger, hôpital régional, de la façon suivante :

Sur 100 décès tuberculeux :

42 appartiennent à des Européens émigrés.
26 » à des Algériens, fils d'Européens.
27 » à des Arabes d'Alger.
3 » à des indigènes émigrés (Maroc, Soudan).

Les fils d'Européens en Algérie *n'offrent donc pas de résistance particulière*.

Quant aux Arabes, *ils sont devenus tuberculeux et sont une proie facile à la tuberculose*.

Ces conclusions ne sont-elles pas singulièrement semblables aux nôtres ?

M. Kermorgant, inspecteur d'armée, membre de l'Académie de médecine, a fait un remarquable rapport sur la tuberculose aux colonies françaises et particulièrement chez les indigènes ; lui aussi, montre *la grande fertilité du terrain noir pour la tuberculose*, et arrive sensiblement à des conclusions identiques.

Pour finir, nous ne pouvons mieux faire que de citer quelques passages de ce rapport ; ils s'appliquent merveilleusement à l'Egypte et nous n'avons pu si bien dire ni avec une grande autorité :

« Le fait certain, c'est que le mal existe sous toutes les latitudes, chez tous les peuples, et qu'il sévit aujourd'hui d'une façon inquiétante dans la plupart de nos colonies. »

Et à propos de la race il ajoute :

« Si la race blanche, mieux trempée, plus énergique, est aux colonies celle qui se laisse encore le moins entamer par le fléau, par contre, il est indéniable que la race noire offre une tendance toute spéciale à recevoir le contage et à en subir les désastreux effets.

« Les individus, surtout s'ils appartiennent à une race colorée, transportés hors de leur milieu, ont par le fait de leur transportation, plus de chance de se tuberculiser que s'ils étaient restés dans leur pays d'origine. »

Et à propos des influences phtisiogènes :

« Rien n'est plus commun, a écrit Rochard, que de voir la phtisie survenir à la suite d'hépatites, de dysenteries et de fièvres intermittentes chez les sujets qui jusque-là n'en avaient offert aucun symptôme. *La marche envahissante de l'alcoolisme* y prédispose aussi. »

Quant à l'influence du climat, voici comment il s'exprime :

1° « Le milieu humide et chaud, réalisé au maximum dans la zone équatoriale, favorise l'éclosion de la tuberculose en gênant dans une certaine mesure les fonctions pulmonaires et en dimniuant la résistance générale du sujet.

2° « Les brusques variations athmosphériques, si propices aux affections aiguës des voies respiratoires agissent dans le même sens. Elles favorisent le réveil d'une tuberculose latente, ou même la pénétration primaire des bacilles. Un fait est bien établi, c'est que les nègres ou jaunes, africains ou océaniens, sont mal armés contre le froid, et les rigueurs de l'hiver leur sont plus funestes que les chaleurs estivales.

3° « Dans les pays tropicaux où *la sécheresse est à peu près constante* la tuberculose est plus rare ; elle le semble du moins car la salubrité de ces climats est à démontrer. C'est ainsi que le Sénégal avec la sécheresse extrême des vents d'Est qui soulèvent les sables et disséminent les germes et les poussières, avec les écarts considérables entre les températures diurnes et nocturnes, est loin de constituer un climat de choix pour les tuberculeux, bien qu'il soit, il faut le reconnaître, supérieur à celui des pays équatoriaux. »

M. Kermorgant conclut que « *si les Administrateurs ne prennent pas de mesures énergiques dans certaines colonies, des races entières sont vouées à disparaître dans un avenir peu éloigné.* »

Paris, 10 octobre 1905.

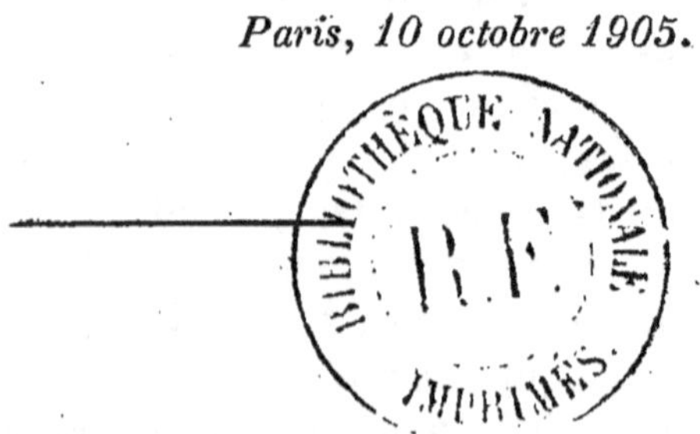

Imp. J. Thévenot, Saint-Dizier (Haute-Marne).